# LA
# VULVITE APHTHEUSE
## DE L'ENFANT

PAR

**Arsène SARAZIN**

Ancien externe des hôpitaux de Paris.

DOCTEUR EN MÉDECINE DE LA FACULTÉ DE PARIS

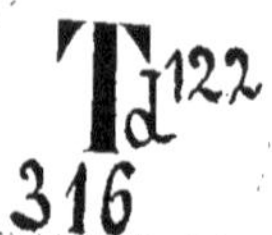

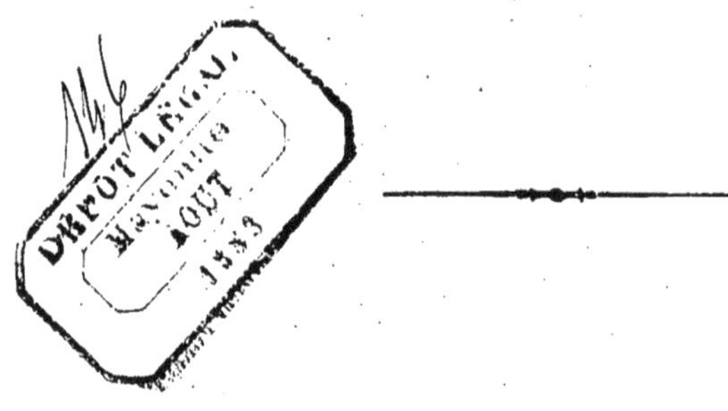

PARIS

ALPHONSE DERENNE

52, Boulevard Saint-Michel, 52

1883

# LA

# VULVITE APHTHEUSE

## DE L'ENFANT

PAR

**Arsène SARAZIN**

Ancien externe des hôpitaux de Paris.

DOCTEUR EN MÉDECINE DE LA FACULTÉ DE PARIS

<hr>

PARIS

ALPHONSE DERENNE

52, Boulevard Saint-Michel, 52

1883

A LA MÉMOIRE DE MON PÈRE


A MA MÈRE


A MES GRANDS PARENTS


A MES PARENTS


A MES AMIS

LA

# VULVITE APHTHEUSE

## DE L'ENFANT

—

I

## AVANT PROPOS

Ce sujet de thèse nous a été donné par M. le professeur
Parrot. Qu'il nous soit permis, avant de commencer ce
travail, d'adresser nos remerciements et d'exprimer l'expres-
sion de notre profonde reconnaissance à ce maître bien-
veillant, qui n'a cessé de nous prodiguer ses conseils et
nous a dirigé, alors que nous étions son externe à l'hospice
des Enfants Assistés, dans l'étude des maladies de l'enfance,
étude si difficile et si nécessaire à tout praticien.

Une cruelle maladie le tient éloigné de son service et
de la Faculté et l'empêche de présider à notre thèse. Nous
le regrettons vivement.

M. le professeur Potain a bien voulu accepter la prési-
dence de notre dernière épreuve : qu'il reçoive nos sin-
cères remerciements.

Qu'il nous soit aussi permis de rendre un dernier hommage
à la mémoire de nos regrettés chefs de clinique, MM. Clau-
sel de Boyer et Cossy, qui ont été pour nous d'excellents

guides et dont les avis ne nous ont jamais fait défaut. Ils ont succombé à la tâche et sont allés grossir le nombre de ces victimes obscures de la science et du devoir (1) dont la cohorte s'accroît chaque jour.

L'affection que nous nous proposons d'étudier ici, bien que connue dès la plus haute antiquité, était tombée complètement dans l'oubli. Nulle part on ne trouve sa description dans les traités de pédiatrique. A peine y voit-on quelques allusions. Elle n'est reconnue comme maladie distincte que depuis 1881, grâce au mémoire de M. Parrot (*Revue de médecine*).

Hippocrate l'a appelée « vulvite aphtheuse. M. le professeur Parrot lui a conservé cette dénomination, « n'en connaissant pas qui s'adapte mieux à sa physionomie. »

Nous ne saurions mieux faire que de suivre l'exemple de notre maître. Aussi est-ce sous ce nom que nous la présentons à nos lecteurs.

Nous n'avons pas la prétention de faire un travail parfait. Le dicton : « La perfection n'est pas de ce monde » n'est jamais aussi exact que pour ce qui concerne la médecine. Aussi, avant d'aller plus loin, réclamons-nous la bienveillante indulgence de nos maîtres et de nos lecteurs qui sont en même temps nos juges.

Rechercher la place qu'a occupée dans la littérature médicale l'affection que nous étudions, en connaître les causes, les manifestations phénoménales, la marche, la durée, la terminaison ; spécifier les signes qui permettent de la

1. Ils ont été enlevés en 3 jours, à 6 mois d'intervalle, pendant l'année 1881, par la dipthérie qu'ils ont contractée en soignant les petits malades.

diagnostiquer, donner des observations à l'appui de ce qu'il avance : tel est le but que doit se proposer celui qui fait l'étude d'une maladie, tel est aussi le nôtre.

Notre plan est donc tout naturellement tracé. D'abord l'historique que nous ferons suivre des observations que nous avons pu recueillir, puis l'étiologie, les symptômes, le diagnostic, le pronostic formeront autant de chapitres. Enfin nous exposerons le traitement par excellence de cette affection qui revêt quelquefois un caractère de gravité exceptionnelle.

Pour mener à bien ce travail, nous nous sommes inspiré du mémoire que M. le professeur Parrot a fait paraître dans la *Revue mensuelle de médecine* (1) et de ses leçons orales.

1. *Revue mensuelle de médecine.* Mars 1881.

# II

## HISTORIQUE

Les aphthes vulvaires ont été observés dès la plus haute antiquité. Hippocrate en formule le traitement. Il est vrai que depuis ils ont peu à peu disparu de la pathologie et qu'aujourd'hui les auteurs sont muets à leur sujet, et s'ils en font mention ils se gardent bien de les décrire. C'est tout à fait incidemment, à propos de la gangrène de la vulve et de la leucorrhée qu'ils en parlent.

Ils ont donc un passé des plus obscurs, et malgré leur fréquence et souvent leur gravité ils ont passé inaperçus pendant de longs siècles, confondus avec les autres affections des organes génitaux externes.

Cependant, comme nous le verrons dans la suite de ce travail, c'est bien une affection distincte et qu'il importe à tout praticien de connaître.

Les anciens désignaient sous le nom d'aphthes les affections les plus variées. On retrouve sous cette dénomination dans leurs écrits des érythèmes simples, des affections pseudo-membraneuses avec soulèvement de l'épiderme, des ulcérations et des eschares gangréneuses.

Aujourd'hui l'aphthe est une maladie spéciale à la muqueuse buccale, les anciens donnaient « le nom d'apthes à presque toutes les inflammations de la bouche et même de la vulve » (1), les modernes ont restreint son siège.

1. Guersent. *Art. Aphth. du Dict. en* 30 *vol.*, t. III, 1833.

Je viens de dire que les auteurs modernes ne désignent sous le nom d'aphthes que certaines affections de la muqueuse buccale, quelques citations le montreront :

« C'est une éruption vésico-pustuleuse qu'on observe sur la muqueuse buccale et parfois sur les autres parties de la muqueuse digestive » (1).

« L'aphthe est une affection des follicules muqueux de la bouche caractérisée par une ulcération, etc. (2).

Nous pourrions donner d'autres définitions, il est inutile de les multiplier ; tous les modernes s'accordent pour reconnaître à l'aphthe un siège exclusif, la bouche. Qui dit aphthe dit affection de la muqueuse buccale.

Cependant il est assez naturel que la muqueuse qui recouvre la vulve puisse être le siège d'une éruption aphtheuse. N'a-t-elle pas le même épithélium, n'est-elle pas soumise comme la muqueuse buccale au contact de liquides excitants.

Hippocrate avait vu la similitude des deux éruptions et leur avait donné le même nom. L'œuvre hippocratique est très nette sur ce point et, dans son livre « De la nature de la femme », elle donne le traitement dans le cas où les parties génitales de la femme et de l'enfant sont aphtheuses (Voir la citation au chapitre traitement).

De Galien à Celse le mot « aphthe » sert à désigner toutes les ulcérations de la cavité buccale, même les plus graves, à l'exclusion des autres parties du corps.

Dès lors l'aphthe vulvaire disparaît de la nomenclature médicale et pour le retrouver il faut arriver à l'an VII.

3. Martineau. *Art. Aphthe. Dict. Jaccoud*, 1865.
2. J. Worms. *Art. Aphthe. Dict. Dechambre*, 1876.

A cette époque Chambon, dans son traité des maladies des enfants, parle « d'aphthes livides » qui apparaissent sur les grandes lèvres, et cela à propos de la gangrène de la vulve.

C'est encore le plus explicite des auteurs modernes. En effet, comme je le montrerai par quelques citations, s'il est fait allusion à l'aphthe vulvaire à propos de la gangrène de la vulve et de la leucorrhée, le mot lui-même fait défaut.

Cependant Ant. Dugès, parlant des aphthes qu'il appelle gangréneux, en fait la description suivante (1) :

« Les aphthes primitivement ulcéreux peuvent aussi amener immédiatement la mortification. Dans tous les cas, les ulcères s'accroissent à la manière de la pourriture d'hôpital ou des chancres rongeants ; ils occasionnent dans les parties environnantes un engorgement considérable et bientôt après le sphacèle. Nous avons observé ces ulcères gangréneux à l'intérieur des joues, des gencives, à la vulve au pourtour de l'anus ou plus rarement au scrotum et au pénis chez les enfants parvenus à la seconde enfance. »

Il ne manque guère à cette description que la première période de l'aphthe, la vésicule. Le siège est bien celui de l'aphthe quand il se produit dans ces régions et M. Parrot a observé un enfant, portant des aphthes au pénis, siège que nous venons de signaler.

Velpeau (2), parlant de la gangrène de la vulve, fait encore allusion à l'affection dont nous nous proposons l'étude. Parlant du début du sphacèle vulvaire il ajoute qu'assez souvent :

1. Art. aphthes. — *Dictionnaire de médecine et de chirurgie pratiques*. T. III, p. 197. 1829.

2. Dict. en 30 vol. T. XXX, p. 791.

«.... Une plaque, une vésicule grisâtre, roussâtre ou noirâtre, plaque qui s'ulcère et se déprime bientôt au milieu d'un tissu rouge, blafard, plus ou moins gonflé et induré en forme ordinairement le point de départ. »

Toujours à propos du sphacèle de la vulve, M. Barrier s'exprime ainsi (1) :

« Bien que dans certains cas la gangrène vulvaire puisse résulter d'une irritation directe, etc.... elle dépend cependant presque exclusivement de cette inflammation spécifique qui occupe la plupart des muqueuses voisines de l'extérieur sous l'influence des exanthèmes fébriles. Le catarrhe vulvaire est souvent méconnu dans l'origine, mais il est arrivé rarement qu'on ne l'ait point constaté quelque temps avant l'invasion de la gangrène. On trouve alors la muqueuse vulvaire ulcérée et ici comme à la bouche, nous pensons qu'une phlogose ulcéreuse précède toujours la gangrène noire. »

M. Barrier, tout en voyant l'importance de ce qu'il appelle « phlogose ulcéreuse » ne l'a pas décrite. Avait-il en vue la vulvite aphtheuse? On peut le croire. Dans tous les cas, il est moins que précis.

Rilliet et Barthez ne le sont pas davantage quand, à propos de la vulvo-vaginite, ils disent (2) :

«..... Les lèvres sont ordinairement tuméfiées, d'un rouge plus ou moins vif ; quelquefois la membrane muqueuse est partiellement ulcérée. Les ulcérations ont été prises dans quelques cas pour des chancres ou pour le résultat de violences extérieures. »

1. Barrier. *Maladies de l'enfance*, t. II, p. 201, 1861.
2. Rilliet et Barthez. *Maladies des enfants*, t. II, p. 130, 1853.

D'autres auteurs ont confondu aphthe et diphthérie, comme le prouve le passage suivant emprunté aux mêmes auteurs.

«.... M. Schenfeld, dit M. Barrier, a vu la maladie (vulvo-vaginite) s'exalter au degré de phlogose grave, envahir tout l'appareil génital externe, gagner en profondeur, amener des symptômes graves et la mort. » Nous doutons fort que ce médecin ait eu affaire à la maladie que nous venons de décrire. Peut-être s'agissait-il de cette variété signalée par le docteur Behrend sous le nom de vulvo-vaginitis diphtherica aphthosa, et qui n'est autre que la diphthérite des parties génitales externes. »

Ainsi tous les auteurs ont reconnu l'importance de cette affection vulvaire puisque pour eux elle est la principale cause de la gangrène de ces parties et ils ne l'ont cependant pas jugée digne d'une description à part, d'un traitement particulier ; ils l'ont confondue dans leurs descriptions avec cette affection terrible.

Du reste les auteurs qui ont écrit des traités récents de pédiatrique ne lui ont pas non plus donné droit de cité dans leurs ouvrages et comme leurs devanciers c'est à propos des mêmes affections qu'eux qu'ils disent quelques mots dans lesquels celui qui connaît cette variété de vulvite, reconnaît qu'il y est fait allusion.

A propos de la gangrène M. Bouchut nous dit que « des érosions, des ulcérations se forment à la face interne des grandes et des petites lèvres, etc... (1) » mais ce qu'il ne nous dit pas c'est le point de départ de ces ulcérations.

1. Bouchut. *Malad. des enfants*, page 715, Paris, 1867.

Terminons ces trop longues citations par le passage suivant que nous empruntons à MM. D. Espine et Picot, chapitre de la vulvo-vaginite (1) :

« La muqueuse vulvaire est généralement tuméfiée et d'un rouge plus ou moins vif, elle présente quelquefois des ulcérations lorsque la maladie est déterminée par un herpès de la vulve ; les grandes lèvres sont couvertes de petites vésicules qui ne tardent pas à se rompre et à suinter... »

Et plus loin :

« ..... Lorsqu'elle est provoquée par une éruption herpétique elle est quelquefois assez rebelle et se perpétue pendant quelque temps sous l'influence de poussées successives de vésicules. »

Qui ne verrait là les caractères de l'aphthe sous le nom d'herpès, il est vrai, rebelle et procédant par poussées successives.

Nous en avons fini avec cette revue des auteurs. Qu'en conclure, sinon que l'aphthe vulvaire après avoir été reconnu de toute antiquité a passé inaperçu pendant longtemps et ne se retrouve dans les auteurs qu'en l'an VII, pour disparaître complètement, du moins de nom ; qu'on ne le trouve décrit nulle part et que la vulvite aphtheuse a été jusqu'à ce jour oubliée dans les traités des maladies des enfants.

C'est à M. le professeur Parrot que revient l'honneur non de l'avoir découverte mais d'en avoir fait une maladie distincte, de l'avoir décrite à ses différentes périodes. Aujour-

1. D. Espine et Picot. *Maladies de l'enfance*, p. 598, Paris, 1880.

d'hui, vu son importance en clinique et en médecine légale, il n'est permis à aucun praticien d'ignorer cette variété de vulvite.

Nous l'avons vu signalée par tous les auteurs que nous avons cités, comme la cause principale de la gangrène. Eh bien en la traitant en temps utile, on peut toujours éviter cette terrible maladie qui fait tant de ravages dans les hôpitaux d'enfants. Et comment instituerait-on un traitement approprié si on ne diagnostique pas l'affection, et si on n'en connaît pas les caractères cliniques comment établir un diagnostic certain?

Notre savant professeur, avec son zèle infatigable, en a fait, d'après ses observations particulières, une description magistrale (1).

Nous aidant de son mémoire et aussi de ses cliniques au lit des malades et à l'amphitéâtre, nous venons apporter au public médical le fruit de nos recherches personnelles. Nous nous estimerons heureux si nous contribuons pour une faible part à faire connaître la vulvite aphtheuse.

1. *Revue de médecine*, p. 177, Paris 1881.

# III

## ÉTIOLOGIE

De tous temps on a accusé du développement des ulcérations vulvaires, les mauvaises conditions hygiéniques dans lesquelles la plupart des enfants qu'elles atteignent se trouvent placées. C'est ainsi que l'humidité, l'insalubrité du logement, la malpropreté, le contact de liquides irritants, le frottement des vêtements ont été incriminés avec assez de raison.

Sans doute, tout ce que nous venons d'énumérer peut déterminer l'inflammation de la vulve, mais ce sera une vulvite, une vulvo-vaginite simplement inflammatoire. L'aphthe peut s'y rencontrer, il y a des exceptions à toute règle, mais ce sera rarement.

Il faut chercher la vraie cause de la vulvite aphtheuse ailleurs. C'est dans le cadre nosologique qu'il nous faut chercher sa véritable cause, c'est dans l'état pathologique des enfants que nous la trouverons. Là, mieux que dans la misère physiologique et autre, nous trouverons l'étiologie, le point de départ de l'affection.

Sans doute, M. Barrier accuse bien de la gangrène vulvaire « cette inflammation spécifique qui occupe la plupart des muqueuses voisines de l'extérieur sous l'influence des exanthèmes fébriles (1) ».

1. Barrier. *Mal. des enfants. Loc. cit.*

Mais c'est là une indication sans précision, et qui, du reste, concerne la gangrène et non la vulvite aphtheuse que d'ailleurs, il ne connaissait pas.

C'est à M. Parrot qu'il revient d'avoir montré l'influence des états pathologiques sur l'apparition des aphthes sur les parties génitales externes. Nous empruntons au mémoire du savant professeur, le tableau suivant :

Sur 56 cas l'aphthe s'est montré

| | | |
|---|---|---|
| 39 fois avec la | . . . . . . . . . | Rougeole. |
| 4 | . . . . . . . . . . . . . . | Coqueluche. |
| 1 | . . . . . . . . . . . . . . | Varicelle. |
| 1 | . . . . . . . . . . . . . . | Érysipèle. |
| 1 | . . . . . . . . . . . . . . | Pneumonie. |
| 1 | . . . . . . . . . . . . . | Diphthérie. |
| 9 indépendamment de tout autre mal. | | |

D'après ce tableau, l'influence pathologique est indéniable, puisque 47 fois il y a maladie antérieure, tandis que 9 fois seulement la maladie a débuté seule.

C'est là un point important acquis, mais cette statistique n'a pas ce seul intérêt. Plusieurs autres considérations non moins importantes en découlent et se complètent, pour ainsi dire, les unes les autres. Et d'abord, nous n'y voyons figurer aucune maladie chronique, il semble qu'il n'y ait que les maladies aiguës qui soient aptes à favoriser l'éclosion d'une vulvite aphtheuse.

Mais parmi ces dernières c'est la rougeole qui paraît être la cause principale. Elle y est pour un si grand nombre de cas que les autres pourraient être négligées. Nous voyons cette pyrexie coexister avec l'aphthe 39 fois sur 47 cas.

M. Parrot avait tellement été frappé de ce fait que pendant longtemps il avait regardé les relations entre ces deux maladies comme constantes et avait accusé la rougeole de tous les cas d'aphthes.

Devant les 17 cas où l'exauthème manque il n'était pas possible de maintenir cette assertion. Il faut donc admettre que la rougeole n'est pas seule la cause de la vulvite aphtheuse.

Les autres affections telles que varicelle, coqueluche, etc., pourraient être considérées comme innocentes et les cas où elles se rencontrent avec l'aphthe comme une simple coïncidence. Mais peut-il en être de même pour la rougeole ? Non.

« Il est impossible, dit M. Parrot, de ne voir là qu'une simple coïncidence et de pas admettre qu'il existe entre la fièvre éruptive et les ulcères de la vulve une relation très intime. »

Nous sommes de cet avis. Une autre relation entre elles existe encore, la gravité de la vulvite se développant dans le cours de la rougeole, et la gangrène survenant presque toujours quand le traitement est mal dirigé, tandis que lorsque la vulvite aphtheuse est idiopathique cette complication est aussi rare qu'elle est fréquente dans le premier cas.

Comment expliquer cette double relation ? On ne peut que faire des hypothèses et invoquer l'altération générale de l'économie par le poison morbilleux de même qu'on l'invoque pour les hémorrhagies et les néphrites qui avec les gangrènes sont des complications de cette pyrexie.

La gangrène de la vulve a été de tout temps reconnue comme une complication fréquente de la rougeole. Mais si l'on considère le sphacèle de cette partie du corps comme la troisième période de la vulvite aphtheuse en admettra sans peine la fréquence de l'aphthe dans la rougeole.

Comme nous le verrons tout à l'heure le sphacèle n'est qu'une modalité de l'aphthe, et il n'est pas étonnant que cette troisième période se rencontre surtout dans la pyrexie morbilleuse. Là en effet, l'économie ne réagit pas suffisamment pour réparer les ulcérations de la vulve. De plus l'encombrement regrettable qui existe dans les hôpitaux d'enfants, la misère physiologique des petits malades sont autant d'influences mauvaises pour la terminaison de l'affection vulvaire et c'est alors que l'on voit cette fin terrible, quelquefois se terminant par la mort, survenir dans une maladie si bénigne en apparence.

Nous ne nous occuperons nullement des autres maladies. Mais il est des cas où le mal fait son apparition sans cause apparente. C'est là surtout qu'il faut invoquer les causes d'ordre général que nous avons signalées plus haut, et en première ligne la malpropreté, l'humidité et le contact d'écoulements âcres par suite de vulvite déjà ancienne ou de vulvo-vaginite.

Et dans les cas où le mal sans présence de rougeole prend un caractère gangréneux, nous serions assez disposé à admettre la scrofule, la tuberculose et peut-être la syphilis héréditaire comme nous en rapportons quelques cas, en un mot toute cause débilitante, comme influant sur le développement du sphacèle.

Après l'influence pathologique, l'âge vient dans l'étiologie de la vulvite aphtheuse. C'est la cause prédispo-

sante par excellence. Nous empruntons le tableau suivant
à M. Parrot.

Les 56 cas se sont distribués comme il suit :

De 1 an à 2 ans. . . . . . . . . . . 5 cas
De 2 à 3 . . . . . . . . . . . . . . 15
De 3 à 4 . . . . . . . . . . . . . . 18
De 4 à 5 . . . . . . . . . . . . . . 11
De 5 à 6 . . . . . . . . . . . . . . 3
De 6 à 7 . . . . . . . . . . . . . . 2
De 7 à 8 . . . . . . . . . . . . . . 2

C'est donc de 1 à 8 ans que les aphthes vulvaires se
montrent. Mais c'est de 2 à 5 ans qu'ils se développent le
plus fréquemment puisque dans cette période de 3 ans ils
sont signalés 44 fois.

Que tirer de cette statistique? C'est là encore une
preuve de l'influence de la rougeole sur l'apparition de la
vulvite aphtheuse. Que nous apprend en effet l'étiologie
de la fièvre éruptive? Que, rare avant 1 an, elle acquiert
son maximum de 3 à 10 ans et diminue ensuite.
M. Monti (1) note sur 364 enfants atteints:

43 au-dessous d'un an
180 au-dessous de 5 ans
140 au-dessus de 5 ans.

C'est donc entre 2 et 5 ans qu'on rencontre le plus de
rougeole. Mais c'est entre ces deux âges qu'on rencontre le
plus souvent la vulvite aphtheuse, nous l'avons vu précé-

1. *Dict. encyclopédique des sc. méd.* Art. rougeole.

demment. Tout concorde donc pour faire admettre cette affection comme une complication de la pyrexie.

En résumé l'âge et la rougeole, telles sont les deux seules causes bien démontrées de la vulvite aphtheuse, et qui méritent d'être prises en sérieuse considération, car elles reposent sur des statistiques sérieuses. Quant aux autres, rien n'autorise à leur attribuer une grande importance. On est réduit à leur égard à faire des hypothèses. Rien de précis ne plaide en leur faveur.

# IV

## OBSERVATIONS

Nous faisons précéder les autres parties de ce travail des observations que nous avons pu recueillir. Elles sont au nombre de 18, et datent de notre année d'externat dans le service de M. Parrot et de l'année suivante.

### Observation I

Louise A..., petite fille de 4 ans et demi environ, entre à l'infirmerie le 28 décembre 1881. On a remarqué qu'elle portait souvent ses mains à sa vulve.

On constate aux organes génitaux externes les modifications suivantes :

Les grandes lèvres sont légèrement érodées ainsi que les petites lèvres. Le clitoris est très développé. Il y a une tuméfaction considérable des parties qui sont rouges. Il s'écoule un peu de muco-pus par l'ouverture vulvaire. On introduit dans le vagin un trochisque contenant 0,05 centigr. de sulfate de zinc.

Rien aux poumons et au cœur. La température est à peu près normale.

Le 2 janvier 1882. — Même état des parties malades. Trochisque.

Le 3. — Même état des parties, on change le traitement : on insuffle de l'acide borique sur les parties malades.

Les jours suivants n'amènent aucune amélioration malgré les pansements régulièrement faits.

Le 15. — Un symptôme vient s'ajouter, les aphthes. Il s'est fait une véritable éruption d'aphthes. Le clitoris, les grandes lèvres présentent une douzaine de vésicules. Il y en a aussi sur le périnée et dans les plis génito-cruraux qui sont le siége d'une rougeur érythémateuse. Pansement à l'iodoforme.

Le 19. — Les ulcérations vulvaires sont à peu près cicatrisées; celles du pourtour de l'anus sont en bonne voie de guérison.

Le 24. — La petite malade quitte l'infirmerie guérie.

## OBSERVATION II

Marthe I..., âgée de 2 ans et demi, est atteinte ds rachitis costal. Elle est amaigrie. Elle est microcéphale et a une physionomie d'idiote.

Le 10 janvier 1881. — On constate de la cyanose et à l'auscultation des râles de bronchite. Diarrhée.

Le 14. — En examinant les organes génitaux on trouve la vulve présentant une éruption de vésicules opalines. Nulle trace d'inflammation. On étend une couche d'iodoforme sur les parties malades.

Le 15. — Les ulcérations ont pris la place des vésicules. Même traitement.

Le 17. — Les ulcérations sont à peu près cicatrisées.

Les jours suivants le mieux s'accentue et la malade quitte l'infirmerie le 20 complètement guérie de sa vulvite.

## OBSERVATION III

Joséphine G..., est sortie de l'infirmerie le 6 novembre 1881 où elle était pour une affection pulmonaire. (Elle est âgée de 4 ans).

Elle y rentre le 30 pour une vulvite aphtheuse.

On constate à son entrée des vésicules nombreuses et volumineuses, remplies de sérosité transparente. Il y en a dans le pli génito-crural droit qui est le siège d'un ancien érythème. Sur la face interne des grandes lèvres les vésicules sont déjà ulcérées, à fond jaune. Traitement par l'iodoforme. Porte des cicatrices devaccine.

Le 2 décembre. — Les vésicules commencent à se dessécher surtout à la vulve.

Les petites lèvres sont très tuméfiées. Ulcérations au périnée. On continue l'iodoforme.

Même traitement les jours suivants.

Le 6. — L'enfant quitte l'infirmerie guérie. Elle doit y rentrer quelques jours plus tard pour la rougeole.

## OBSERVATION IV

Marie G..., née le 8 mai 1877, entre à l'infirmerie le 29 décembre 1881. Elle est atteinte de vulvite aphtheuse caractérisée à son entrée par une éruption vésiculeuse sur les grandes lèvres, le pourtour de l'anus. Quelques-unes sont ulcérées. Le pli génito-crural droit présente une large ulcération à bords irréguliers, formés par la réunion de lignes courbes, consécutive probablement à un groupe de vésicules ulcérées.

Traitement par l'iodoforme.

Légère adénopathie à droite.

La petite malade rentre aux divisions le 7 janvier.

## OBSERVATION V

Jeanne D..., âgée de 5 ans, est amenée à l'infirmerie le 23 février 1881.

A l'examen on constate que la grande lèvre gauche est très tuméfiée, la droite l'est un peu moins. Elles sont rouges. Sur tout leur bord libre et externe et sur une longueur de 5 centimètres on voit une série d'aphthes se touchant et de forme pas très nette encore. Il y en a un groupe près de la commissure supérieure sur la grande lèvre droite.

Ceux de la région supérieure sont un peu ulcérés.

Sur la peau voisine quelques plaques rouges probablement de même nature, adénopathie inguinale gauche légère.

Le 24. — Tuméfaction considérable des grandes lèvres. Pansement à l'iodoforme.

Le 1ᵉʳ mars. Sur la grande lèvre droite et un peu au-dessus d'elle, on voit des tubercules lenticulaires qui paraissent avoir succédé à l'éruption primitive. La lèvre gauche est ulcérée sur son bord saillant. La tuméfaction a diminué. Iodoforme.

Le 4. — Cautérisation des plaies au nitrate d'argent.

Le 7. — La grande lèvre gauche est couverte de ces tubercules qui ont succédé à l'éruption. Même traitement, 2 cuillerées par jour de la mixture suivante.

> Sirop de quinquina. . . . . . . . . 300 gr.
> Iodure de potassium . . . . . . . . aa.
> Teinture d'iode. . . . . . . . . . 6 gr.

Le 21 l'enfant quitte l'infirmerie. On continue le traitement interne.

## OBSERVATION VI

Le 21 juillet 82. — Anna C... née le 27 juin 1878, est amenée à l'infirmerie pour une rougeole au début. L'éruption est très confluente à la face.

Le 22. — En examinant la vulve, on aperçoit une éruption très confluente d'aphthes occupant les grandes et les petites lèvres.

Le 23. — On constate une stomatite aphtheuse.

On panse la vulve à l'iodoforme. On soumet la stomatite au même traitement qu'on continue les jours suivants.

Le 28. — La petite fille est rendue à ses parents, la vulvite et la stomatite sont en bonne voie de guérison.

## OBSERVATION VII

Clémentine S... née le 8 septembre 1877, est envoyée à l'infirmerie pour une stomatite aphtheuse caractérisée. Pansement à l'iodoforme.

Le 12 janvier 1881 deux jours après son entrée, la stomatite est améliorée par le traitement.

Le 15 les grandes lèvres, les petites lèvres et le clitoris présentent des aphthes déjà ulcérés. Traitement par l'iodoforme. Rougeole.

Le 20. — Stomatite et vulvite guéries.

Le 5 février. — Elle quitte les salles.

OBSERVATION VIII.

Berthe G... 4 ans, à son entrée dans les salles le 5 janvier 1882, présente au pourtour de l'anus quelques ulcérations aphtheuses. Tout autour légère tuméfaction des parties. On les saupondre d'iodoforme. Comme l'enfant est d'apparence chétive on lui donne deux cuillerées à entremets par jour de la mixture suivante.

Sirop de quinquina. . . . . . . . . . . 300 gr.
Iodure de potassium. . . . . . . . . .     aa.
Teinture d'iode. . . . . . . . . . .      3 gr.

Le 22 janvier on constate quelques vésicules de variole sur le tronc. Quelques jours après l'enfant rentra aux divisions complètement guérie.

OBSERVATION IX

Hélène C..., 3 ans et demi, est à l'infirmerie depuis le 30 mars 1882 pour une rougeole compliquée de broncho-pneumonie.

Le 3 avril. — On s'aperçoit que la vulve est rouge, tuméfiée, le siège d'un prurit intense et couvertes d'ulcérations grisâtres, arrondies. On panse à l'iodoforme.

Le 6 avril. — Les poumons présentent moins de râles. L'enfant a la diarrhée.

Les ulcérations vulvaires sont en meilleur état. On continue le traitement. On constate également des exulcérations très nombreuses sur la langue.

Le 9. — La langue présente des plaques aphtheuses caractérisées. Les ulcérations vulvaires sont en voie de guérison.

Le 12. — Elle est rendue aux parents. L'état satisfaisant continue.


## Observation X

Marguerite B..., 2 ans, présente un crâne à rigole coronale avec plugio-céphalie droite très accusée. Cheveux malades, les uns sont courts et lamigineux, les autres, plus longs, se cassent et s'arrachent facilement. Rachitis cestal.

La vulve est rouge, erythémateuse ainsi que le périnée et le pourtour de l'anus. Aptithes vulvaires nombreux à la partie supérieure de la grande lèvre droite. Un peu d'adénopathie à droite. A la lèvre supérieure ulcérations probablement aphtheuses. Stomatite aphtheuse très apparente sur le bord de la langue qui est couverte d'enduit épithélial très épais.

Traitement par l'iodoforme.

Guérison rapide de la vulvite aphtheuse.


## Observation XI

Louise C..., 5 ans, entre à l'infirmerie le 14 août 1881 pour une vulvite intense avec rougeur et ulcérations nombreuses, arrondies des grandes et des petites lèvres.

Adénopathie à droite. Iodoforme. Cataplasmes.

Le 15. — Elle part guérie.


## Observation XII

Le 5 février 1882, entre à l'infirmerie Louise B..., âgée de 4 ans, avec l'éruption caractéristique de la rougeole.

Le 9. — A la visite, la sœur nous dit « qu'elle a mal par en bas » qu'elle y porte constamment ses mains.

L'examen de ces parties nous montre en effet la vulve rouge, tuméfiée, surtout les grandes lèvres et présentant quelques ulucérations jaunâtres, les unes arrondies, les autres ayant leurs bords irréguliers. On institue le traitement par les applications d'iodoforme.

L'éruption de la rougeole prend un caractère ecchymotique.

Le 10. — Même état, même pansement.

Le 15. — Les ulcérations sont en voie de cicatrisation.

Deux jours après il n'y a plus trace de la vulvite. Quelques jours plus tard l'enfant quitte l'infirmerie complètement guérie.

OBSERVATION XIII.

Marie R. à 7 ans est atteinte de rougeole. Elle entre à l'infirmerie le 23 février 1881.

On constate en même temps des aphthes très caractériséés à la partie supérieure de la vulve.

Le 26. — On voit des plaques diphthéritiques à la partie inférieure de la vulve. On enlève une fausse membrane. La partie sous-jacente paraît plus blanche et plus unie que les parties ulcérées à la suite de l'éruption aphtheuse et qu'on voit à la partie supérieure de l'organe. Albumine dans l'urine. Fièvre.

Le 7 mars. — Elle quitte l'infirmerie.

Cette observation est intéressante à plus d'un point de vue. D'abord l'âge, la malade a 7 ans, âge où l'on observe rarement l'aphthe vulvaire. Puis la double affection de la vulve, l'aphthe en haut, la diphthérie en bas, ce qui permet de comparer les deux affections sur le même terrain et d'en faire le diagnostic.

Les autres observations ne sont que résumées. Elles donnent l'âge de la malade, son état antérieur, le traitement et la durée de l'affection.

### Observation XIV

Marie V..., 4 ans 3 mois.

24 septembre 1881. — Vulvite aphtheuse. T. 38°. Iodoforme.

25. — T. 40°. Rougeole. La vulvite est pansée à l'iodoforme.

29. — Même traitement.

4 octobre. — Iodoforme. Mixture n° 1 (voir obs. VIII).

8. — Guérie. Elle sort de l'infirmerie.

### Observation XV

Gabrielle V..., âgée de 3 ans et demi, est à l'infirmerie depuis le 28 avril 1881, atteinte de rougeole.

Le 2 mai. — On constate une vulvite aphtheuse. Iodoforme.

Le 8 mai. — La vulvite est guérie. La rougeole suit son cours.

### Observation XVI

Charlotte D..., 4 ans.

9 mai. — Rougeole. Vulvite aphtheuse. Traitée par l'iodoforme.

14. — Vulvite guérie.

### Observation XVII

Anna D..., 3 ans.

8 décembre 1882. — Rougeole au début. Vulvite aphtheuse à la période d'ulcération. Iodoforme.

15. — Guérie de sa vulvite.

### Observation XVIII

Eulalie P..., 15 ans, entre à l'infirmerie pour la rougeole le 22 décembre 1881.

Le 25. — Eruption aphtheuse sur les grandes lèvres, traitement par l'iodoforme.

Le 28. — Ulcérations presque cicatrisées. Continuation du traitement. Elle sort le 3 janvier complétement guérie.


Ces dix-huit observations que nous avons recueillies à l'infirmerie de l'hospice des Enfants Assistés peuvent se résumer ainsi :

Le mal a eu comme causes la rougeole 11 fois, 1 fois la varicelle, 6 fois il est venu sans cause connue.

La vulve a été le siège constant du mal soit qu'elle ait été seule atteinte, soit qu'elle l'ait été avec le pourtour de l'anus (2 fois), sur les plis génito-cruraux (2 fois). Le pourtour de l'anus a été une fois atteint isolément.

L'adénopathie ne s'est montrée que 3 fois sur les 18 cas que nous avons relatés.

Comme on le voit le relevé de nos observations concorde avec les tableaux que nous donnons, d'après M. le professeur Parrot. Suivant eux en effet, la rougeole existe dans les deux tiers des cas de vulvites (nous les signalons 11 fois sur 18) ; la vulve est le siège à peu près constant, l'adénopathie est des plus rares.

Un point qui n'a pas été signalé, c'est la présence simultanée d'aphthes vulvaires et buccaux. Nous l'avons trouvée 4 fois, et ces 4 observations ont trait à des rougeoles. Ne faut-il voir là qu'une simple coïncidence ? La rougeole ne serait-elle pas la cause d'aphthes buccaux comme elle l'est pour ceux qui se développent à la vulve ? Nous ne pouvons que faire des hypothèses. Du reste l'étude de cette question nous entraînerait trop loin de notre sujet.

Nous faisons suivre nos observations qui ont toutes trait aux deux premières périodes du mal, de deux relations de gangrène de la vulve. Nous les empruntons au mémoire de M. Parrot (1).

### Observation XIX

(Observation 11 du mémoire de M. Parrot).

Gabrielle B..., née le 28 juillet 1866, entre à l'infirmerie le 27 décembre 1869, atteinte de rougeole depuis la veille. Elle vient du service du chirurgie où elle était traitée pour des ulcérations de la vulve.

Les fesses et la région postérieure des cuisses sont le siège d'un érythème ancien. A la partie inférieure des grandes lèvres et sur le périnée, il y a de larges ulcères arrondis, à bords saillants, à fond grisâtre et tacheté de noir, à odeur gangréneuse. La même lésion existe mais à un degré beaucoup moins avancé, sur le clitoris, dans le sillon qui sépare les grandes lèvres des petites, à la région inférieure de ces dernières et dans le sillon vaginal du côté droit. 140 pulsations.

Les parties malades sont pansées avec un mélange à parties égales de chlorate de potasse et de sucre pulvérisé.

L'enfant prendra en outre par cueillerées à soupe, un julep gommeux de 60 grammes, auquel on ajoutera 60 grammes d'infusion de café, 30 grammes de cognac et 1 gramme d'extrait sucré de quinquina.

Le 29. — La gangrène a fait des progrès considérables. 168 pulsations. On continue le même traitement.

La mort a lieu le 31 à 7 heures du soir.

L'autopsie est faite le 1er janvier. Tous les viscères ainsi que le sang contenu dans les vaisseaux ont une coloration sépia. — La région sous-glottique du larynx est couverte d'une matière brunâtre au-dessous de laquelle la muqueuse est érodée et semble atteinte de spha-

1. *Revue de médecine*, mars, 81.

cèle. — On trouve deux noyaux d'induration pneumonique dans le poumon droit. La rate est turgide, ferme, friable.

## Observation XX

### (Observation III du mémoire de M. Parrot).

Désirée B..., née le 23 octobre 1866, entre à l'infirmerie le 10 avril 1870, atteinte d'une éruption morbilleuse.

Le 11. — Elle a 162 pulsations et est très oppressée, bien que l'auscultation ne révèle rien d'anormal du côté des organes thoraciques.

Le 13. — On constate à la face interne des grandes lèvres un grand nombre de petites vésicules d'un blanc grisâtre, qui sur quelques points forment des groupes ayant la largeur d'une lentille. Le tégument est cyanosé et cependant l'auscultation ne révèle encore rien. 164 pulsations.

Le 14. — La respiration est obscure à la base du poumon droit.

Le 15. — Mêmes signes stéthoscopiques que la veille ; la dyspnée est intense.

Le 16. — 184 pulsations. On entend des râles très fins et très abondants à la base du poumon droit.

Le 17. — Les lèvres et les narines se dessèchent, gros râles crépitants dans les deux poumons.

Le 18. — Les ulcérations vulvaires sont plus étendues et noirâtres. 172 pulsations.

Le 20. — Les eschares s'étendent sur de grandes surfaces.

Le 23. — La vulve est détruite par la gangrène. Depuis sept heures du matin, l'enfant a des convulsions. Le côté gauche du corps est dans la résolution complète et paraît plus chaud que le droit, ou l'on constate des secousses spontanées ou provoquées par le pincement. Les globes oculaires sont déviés vers la gauche.

A une heure de l'après-midi la malade reprend connaissance et les convulsions ne recommencent qu'à cinq heures du soir.

La mort a lieu le 24 à 3 heures du matin.

Autopsie. La gangrène de la vulve s'est étendue à la muqueuse du vagin qui est d'un noir brunâtre.

Je laisse de côté les autres détails de l'autopsie qui ont trait aux altérations thoraciques et encéphaliques.

# V

## SYMPTOMES

Les premières manifestations de la vulvite aphtheuse, dont s'aperçoit le médecin, ne sont pas toujours les mêmes.

Le plus souvent c'est l'ulcération qui se montre lorsqu'il explore la région malade. Et cependant il y a déjà quelques jours que le mal existe. Rien ne l'a fait soupçonner ; rien ne l'a prévenu du danger.

D'autres fois encore les parents ont leur attention attirée plus tard encore, lorsque les symptômes généraux se sont montrés, le mal marchant à grands pas vers le sphacèle des parties atteintes.

Le début même de l'affection est pourtant très utile à connaître. On peut ainsi éviter de graves erreurs tant au point de vue du diagnostic et par conséquent de l'étiologie de l'affection que l'on a sous les yeux, qu'au point de vue d'un traitement approprié à instituer.

Nous allons donc nous efforcer de montrer les différentes périodes que parcourt la maladie ainsi que les variétés cliniques qu'on peut rencontrer dans les modifications apportées à la vulve par le processus morbide.

M. le professeur Parrot dans une de ses cliniques a divisé la marche de la maladie en trois périodes :

1° Une période vésiculeuse.

2° Une période ulcéreuse.

3ᵉ Une période gangréneuse.

La première est caractérisée par une éruption de vésicules. Cette éruption est formée au début par de petites plaques demi-sphéroïdales d'un gris jaunâtre ou blanchâtre. Elles ont un diamètre de 1 à 4 millimètres et sont formées par un soulèvement de l'épiderme. Quelquefois la cuticule s'enlève et il reste une surface rouge et un peu suintante. Comme on le voit, ces plaques présentent de grandes analogies avec les aphthes buccaux. Cette période dure de trente-six à quarante-huit heures.

Les parties voisines ne présentent le plus souvent aucune trace d'inflammation, elles ont une couleur normale.

La seconde période, ulcéreuse, présente de petits ulcères, arrondis, cupuliformes, à fond gris jaunâtre. Ces ulcérations peuvent être formées par la réunion de plusieurs ulcères plus petits et présenter alors une surface de 1 à 3 centimètres de diamètre. Leurs bords ne sont pas réguliers dans ce cas, mais formés de lignes courbes. Les parties voisines ne restent pas indemnes dans cette période. Elles sont au contraire le siège d'une inflammation assez vive. Elles sont tuméfiées, rouges, œdématiées, surtout au niveau des petites lèvres et du clitoris. De plus il existe un prurit très incommode.

Dans ces deux périodes les symptômes généraux font défaut. Il peut cependant y avoir un léger mouvement fébrile dans la seconde, surtout lorsque la vulve entière participe à l'inflammation.

Quant à la troisième période, gangréneuse, c'est le tableau de la gangrène de la vulve qu'il faudrait faire. Nous nous proposons d'en dire quelques mots au chapitre traitant de la marche de l'affection.

Du reste comme nous le verrons plus tard la vulvite aphtheuse dépasse rarement aujourd'hui, grâce au traitement, la période ulcéreuse.

Nous avons fait le tableau de chacune des deux périodes de la maladie. Mais elle est bien loin de se présenter ainsi toujours.

Et d'abord la première passe le plus souvent inaperçue. Rien ne fait croire l'enfant malade, elle ne se plaint point, ne se gratte pas, aucun écoulement ne tache le linge. On ne s'aperçoit de l'éruption même d'aphthes que lorsque la petite malade est surveillée avec soin et soignée pour une autre affection et il arrive bien souvent que, même dans ce dernier cas, le premier stade passe complètement inaperçu du médecin.

L'éruption aphtheuse peut survenir dans deux cas différents, ou bien l'aphthe est le mal tout entier et alors rien n'attire l'attention sur les organes génitaux. Ou bien la vulve est déjà le siège d'une inflammation catarrhale que l'on soigne et ce n'est que consécutivement que les aphthes surviennent. C'est dans ce cas qu'on est témoin de l'éclosion des vésicules.

Dans le premier cas, la vulve est de couleur et de conformation normales, on ne voit que dix ou quinze vésicules. Dans le second, la tuméfaction et la coloration plus ou moins rouge-vif des parties accompagnent l'éruption. L'écoulement muco-purulent ne se rencontre que dans cette circonstance.

Le prurit très incommode que nous avons déjà signalé,

fait que l'enfant se gratte dans la période ulcéreuse. L'attention est alors attirée par les attouchements continuels auxquels la malade se livre et si l'on regarde les organes génitaux on constate les ulcérations que nous avons décrites plus haut.

Dans ces deux périodes, il existe un symptôme négatif de la plus haute importance, le défaut d'adénopathie. Chacun sait combien sont sensibles les ganglions, avec quelle facilité ils s'engorgent, témoignant par là de la souffrance de quelque organe placé dans le département lymphatique dont ils font partie et bien souvent le clinicien est averti de cette souffrance par le fait seul de leur engorgement. Il suffit quelquefois d'une simple égratignure pour provoquer un changement notable dans leur volume et leur consistance.

Là rien de tout cela n'existe, et l'on voit quelquefois la vulve couverte d'ulcérations aphtheuses, on recherche les ganglions et on est tout étonné de n'y trouver aucun changement notable. Ce défaut de retentissement suffirait à différencier ces ulcérations d'autres à peu près semblables mais de nature différente.

De plus, ces deux périodes sont souvent associées. Alors les vésicules et les ulcérations se rencontrent en même temps. Plusieurs de nos observations ont trait à cette réunion. Ce fait s'explique par l'invasion progressive des parties par les vésicules. Et l'on comprendra aisément que ces dernières faisant place aux ulcérations au bout de vingt-quatre heures, celles-ci coïncideront avec les vésicules nées un peu plus tard. Alors la vulve est le plus souvent œdématiée et rouge.

En résumé, l'aphthe caractérise la première période, aucun autre symptôme ne s'y ajoute. L'ulcère est propre à la seconde période avec un prurit très intense. Quant à la troisième, c'est la gangrène de la vulve avec ses délabrements et ses symptômes généraux.

Il nous reste maintenant pour en avoir fini avec les symptômes à indiquer quel est le siège de l'affection.

Son siège principal est la vulve, mais elle n'y reste pas cantonnée. Elle envahit les parties environnantes et on la rencontre dans les plis genito et inguino-cruraux, mais surtout au périnée et au pourtour de l'anus.

La fréquence du mal dans les différentes parties que nous venons de nommer, se trouve donnée par le tableau suivant donné par M. Parrot à une de ses cliniques.

Sur 83 observations le mal a envahi :

      49 fois . . . . . . . . . . . La vulve
      19 — . . . . . . . . . . . . Le périnée.
      15 — . . . . . . . . . . . Le pourtour de l'anus.

Les plis inguino et génito-cruraux ne figurent pas dans ce tableau, la maladie ne se localisant guère sur eux, et ne les atteignant que consécutivement.

Comme on le voit, la vulve est de beaucoup le siège privilégié des aphthes. Toutes les parties qui la constituent ne sont pas envahies avec une égale fréquence. Les grandes lèvres sont atteintes deux fois plus souvent que les petites lèvres et le clitoris.

Nous avons vu que l'examen de nos observations donne les mêmes résultats.

# VI

## DIAGNOSTIC

L'un des chapitres de l'histoire de la vulvite aphtheuse qui intéressent le plus le praticien est certainement celui du diagnostic.

Quand on a vu quelques cas d'aphthes vulvaires, on confondra difficilement cette affection avec d'autres ayant le même siège ; cependant il en est avec lesquelles le diagnostic peut offrir quelques difficultés.

Aussi allons-nous nous efforcer d'établir le diagnostic de la vulvite et mettre en parallèle avec les siens les caractères des affections avec lesquelles on peut la confondre.

Un groupe de maladies se présente tout d'abord, celles qui présentent une éruption bulleuse et pustuleuse qui ont de grandes ressemblances avec l'éruption aphtheuse. Ce sont la vaccine, la varicelle et la variole.

Avec ces maladies le diagnostic est des plus difficiles pour ne pas dire impossible. La vaccine est de peu d'importance. Quant à la variole et à la varicelle, elles se présentent très souvent. Leur éruption est caractéristique : pustules embiliquées pour la première, vésicules pour l'autre. Eh bien l'éruption aphtheuse a ce double caractère. Ce sont des vésicules qui peuvent être quelquefois facilement prises pour des pustules et qui ont une embilication formée par une espèce de bourrelet circulaire. L'éruption par elle-même est donc impossible à distinguer et l'importance de ce défaut de diagnostic n'est pas aussi grande qu'on pourrait croire, la variole et la varicelle donnant lieu aux aphthes, dans tous les cas le traitement devra être le même, qu'il s'agisse d'aphthes ou de pustules ou de vésicules varioleuses.

Cependant il est rare quand on ne peut faire le diagnostic par les symptômes généraux et par l'aspect général de l'éruption. Ceci est dit surtout pour la variole.

La variole en effet est la fièvre éruptive qui amène au début la plus haute élévation de température. Le thermomètre marque 40° et même 41°, fièvre qui disparaît avec l'éruption. Cette fièvre fait complètement défaut à la première période de la vulvite. De plus l'éruption, si elle envahit la vulve, n'est pas localisée à cette région, elle débute par la face et elle n'envahit qu'après les autres parties du corps. Enfin dans la vulvite aphtheuse on peut constater des traces de vaccine ce qui est rare dans la variole.

La varicelle ne présente pas de symptômes généraux bien marqués, à peine un léger mouvement fébrile. De plus, l'éruption est très discrète le plus souvent, et il peut n'y avoir que quelques vésicules sur tout le corps, et si par hasard elles étaient localisées autour des organes génitaux il serait impossible de faire le diagnostic. Mais le plus souvent ces quelques vésicules sont disséminées et leur présence en d'autres points que la vulve suffit pour faire écarter toute idée d'aphthes vulvaires.

A l'appui de ce que je viens de dire je transcris une observation écrite sous la dictée de M. le professeur Parrot et qui montrera combien le diagnostic est souvent difficile.

### Observation XXI

Alphonsine H..., née le 12 avril 1877, entre à l'infirmerie le 5 avril 1881 pour un peu de vulvite. Variole discrète.

Le 6. — Toute la vulve est couverte de pustules embiliquées qu présentent la plus grande analogie avec une vulvite aphtheuse. Iodoforme.

Le 8. — La vulvite est en voie de guérison.

Le 9. — Il ne reste plus rien des pustules vulvaires.

Une autre affection qui se trahit assez souvent à la vulve peut être confondue avec les ulcérations aphtheuses. C'est la diphthérie.

Nous avons donné une observation où les deux affections se sont trouvées réunies (observation XIII).

Ces affections se distinguent assez facilement. L'ulcération produite par l'enlèvement de la fausse membrane est plus unie et plus blanche que l'ulcération d'origine aphtheuse. Il existera le plus souvent un autre élément de diagnostic : la présence de manifestations diphthériques au pharynx et au larynx, et le fait d'autres enfants atteints de diphthérie suffiront la plupart du temps pour lever tous les doutes. De plus l'adénopathie et les symptômes généraux seront autant de signes de l'affection.

Mais ce qui a été et est encore une cause d'erreur de diagnostic, ce qui a été si souvent confondu avec l'aphthe vulvaire ou réciproquement ce sont les manifestations de la syphilis et surtout le chancre infectant.

Rilliet et Barthez (v. plus haut) signalent cette erreur de

diagnostic comme assez fréquente. Cependant il est important de le faire au point de vue médico-légal. Une telle erreur pourrait faire condamner des innocents accusés de tentatives de viol en prenant comme preuve de culpabilité la présence d'un chancre sur la verge, et d'un soi-disant chancre à la vnlve qui pourrait n'être qu'un aphthe.

Avec un peu d'attention le diagnostic est assez facile.

Les différences portent sur quatre points principaux :

1° La multiplicité de l'éruption. L'aphthe n'est jamais seul, il est en groupe, généralement au nombre de dix à quinze. Le chancre, au contraire, est le plus souvent unique, il est rare d'en trouver plusieurs, c'est là un de ses caractères principaux.

2° L'induration qu'il est bien rare de voir faire défaut dans le cas de chancre pour lequel elle est pathognomonique ne se rencontre pas dans l'aphthe qui se développe sur des tissus de consistance normale.

3° La couleur est un signe infidèle. Le chancre chez l'enfant est jaunâtre.

4° Nous arrivons à un signe qui à lui seul suffit pour les différencier, je veux parler de l'adénopathie. Sa présence et son défaut sont certainement un des symptômes différentiels les plus importants.

A propos des symptômes, nous avons vu que l'engorgement ganglionnaire ne s'observait qu'exceptionnellement, et encore qu'il est toujours très léger dans la vulvite aphtheuse. Il y a au contraire retentissement très prolongé sur les ganglions dans l'accident primitif de la syphilis. La pleiade ganglionnaire sera toujours constatée pourvu qu'on la cherche, car l'enfant n'attirera jamais l'attention sur elle, elle est indolente.

Une fois constatée, l'adénopathie ne constitue pas le pathognomonique de la syphilis, il faudra rechercher les autres caractères du chancre. Tout ce qu'on peut affirmer c'est qu'on n'a pas affaire à un aphthe, c'est déjà beaucoup.

Cet élément de diagnostic est d'autant plus précieux qu'il est plus facile à constater. Les appréciations de couleurs sont quelquefois difficile, l'induration elle-même n'est pas toujours si nette qu'il ne puisse y avoir hésitation. L'adénopathie ne peut induire en erreur. Les ganglions sont engorgés ou ne le sont pas. Personne ne s'y trompera.

Les plaques muqueuses peuvent à la rigueur revêtir la forme d'aphthes assez pour qu'il faille faire le diagnostic. Nous donnons une observation où leurs caractères se rapprochent assez de l'aphthe. Comme ces derniers, elles sont en groupes, reposant sur une peau rosée, sont de couleur gris jaunâtre. Enfin elles ont un diamètre répondant à celui de l'aphthe.

OBSERVATION XXII

La petite Emilie B.. âgée de 2 ans et quelques mois est amenée à la consultation pour entrer à l'infirmurie.

Le 19 juin 1881 elle est admise et voilà ce qu'on constate :

A la partie supérieure de la grande lèvre gauche on voit deux plaques muqueuses à peu près arrondies, à bords nettement relevés, à surface gris jaunâtre. L'une a un centimètre de diamètre, l'autre six millimètres.

Sur la grande lèvre droite on trouve une plaque muqueuse beaucoup plus large, un centimètre et demi de longueur sur un centimètre de largeur formée par la réunion de deux plaques. Même coloration que les autres. Au dessous d'elle une autre plaque beaucoup plus petite.

Sur le périnée on voit plusieurs larges plaques de même nature que les précédentes et ayant le même aspect.

Autour de ces plaques la peau est de coloration normale.

Dans l'aîne à droite est un gros ganglion de plus de deux centimètre de diamètre, roulant sous le doigt, dur, non douloureux. En dehors un beaucoup plus petit. A gauche deux ganglions tuméfiés.

Pas d'autres manifestations cutanées.

Le voile du palais est couvert d'une plaque muqueuse.

Traitement, Liqueur et Van Swieten six grammes.

Le 25 juin. — La surface des plaques est rose. Les ulcérations ont unecertaine profondeur autour de l'amus mais les plaques ont une saillie moindre.

Trait : Liqueur de Van Swieten.

27 Amélioration considérable.

23 Juillet. — Guérison. Rendue aux parents.


On ne peut s'empêcher de constater les grandes analogies que présente cette description avec celle des aphthes et des praticiens peu exercés auraient peut-être quelque peine à faire un diagnostic précis si la syphilis ne faisait paraître d'autres manifestations. Et puis toujours l'adénopathie dans le cas de plaques muqueuses, le contraire pour l'aphthe. Les antécédents recherchés avec soin pourront fournir de précieux renseignements. Enfin le traitement mercuriel aura de bons effets dans le cas de manifestations syphilitiques tandis qu'il ne modifiera en rien la marche de l'apththe.

Nous n'aurions garde de passer sous silence le diagnostic avec les violences extérieures consécutives à une tentative de viol. Cette erreur a été signalée par Rilliet et Barthiez et il n'y a pas longtemps encore qu'elle a été commise, et il a fallu toute l'autorité de M. le professeur Brouardel pour qu'un innocent ne soit pas ennuyè, et peut-être condamné.

Rous regrettons de ne pas pouvoir reproduire cette observation si intéressante. Quoi qu'il en soit, il s'agissait d'une petite fille qui, à la suite d'une vulvite aphtheuse, avait été atteinte de gangrène de la vulve et qui avait été supposée victime d'une tentative de viol.

Cette erreur peut se représenter et nous allons tâcher de donner le diagnostic différentiel.

Deux cas peuvent être supposés. Dans le premier on aura affaire à des ulcérations, suite immédiate de l'acte criminel.

Les ulcérations seront plus ou moins arrondies, mais les tissus périphériques seront contus, œdématiés, il pourra se faire quelques enchymoses. De plus comme il n'a pu y avoir intromission du pénis il n'y aura eu que refoulement de la membrane hymen. De plus les grandes lèvres seront écartées à la commissure inférieure tandis que chez l'enfant, elles sont rapprochées à cet endroit.

Dans la vulvite aphtheuse rien de tout cela ne se montrera : les ulcérations seront mieux circonscrites, la vulve sera uniformément œdématiée, enfin pas de contusions. L'hymen sera à son état normal ; peut-être peut-il y avoir un léger écartement des grandes lèvres à la fourchette, mais il sera bien moins prononcé que dans le cas précédent.

La seconde hypothèse est celle dans laquelle l'enfant

examinée est atteinte de gangrène vulvaire, il faut déterminer si elle est due à la vulvite ou à des violences.

Le sphacèle a les mêmes caractères dans les deux cas.
On ne pourra que se reporter à l'état de la membrane,
état qui sera difficile à constater.' Cependant dans le cas
de violences elle sera le plus souvent refoulée, quelquefois dé-
chirée. De plus si le cas a été mortel on constatera quelquefois une déchirure vaginale mais alors il y aura péritonite,
en même temps que gangrène.

Le plus souvent le diagnostic sera des plus difficiles à
faire si on n'examine qu'au moment de la gangrène. Les
signes matériels sont très infidèles et très difficiles à constater. Enfin l'âge de la malade, la fréquence connue de la
vulvite dans la rougeole et par suite la présence du sphacèle de la vulve seront de précieux indices pour ce diagnostic.

## VII

## MARCHE — PRONOSTIC

Il est bien difficile de donner des renseignements précis sur la durée de la vulvite aphtheuse. Outre qu'on n'assiste que très rarement à son début, le traitement modifie beaucoup sa durée. Les maladies enfin dans le cours desquelles elle se manifeste ne sont pas sans influence sur elle.

Pourtant M. le professeur Parrot croit pouvoir affirmer que, par le traitement approprié, les ulcérations les plus rebelles sont presque toujours cicatrisées au bout d'une huitaine de jours et que le plus souvent il suffit de trois ou quatre jours de ce traitement pour avoir la guérison.

Les ulcérations de la marge de l'anus sont très difficiles et très longues à guérir. C'est sur elles que le traitement a l'effet le moins prompt. Les tiraillements incessants dont cette partie du siège est l'objet, et les souillures causées par des matières fécales doivent être incriminés de ce retard dans la cicatrisation.

Enfin en mettant la durée totale de la maladie à une dizaine de jours, même dans ces régions, nous croyons être au-delà de la vérité.

La marche n'est pas plus facile à indiquer d'une manière certaine, les influences que nous indiquions à propos de la durée, existent là à un plus haut degré.

Malgré cela on peut dire que vingt-quatre ou quarante-huit heures après l'éruption vésiculeuse, les ulcérations sont constituées.

Là s'arrête la maladie, aujourd'hui depuis qu'un traitement approprié et convenable a été institué par M. Parrot.

Mais il n'en a pas toujours été ainsi et ce savant clinicien voyait autrefois presque toutes les vulvites passer du stade ulcéreux au stade gangréneux. Du reste, pour lui, la gangrène de la vulve n'est pas une complication des aphthes vulvaires mais bien une modalité de l'affection. Nous allons jeter un coup d'œil sur cette troisième période.

Nous n'avons pas l'intention de faire l'histoire de la gangrène de la vulve. Cela nous entraînerait trop loin et nous sortirait du but que nous nous sommes proposé.

Les aphthes sont loin d'être la cause unique du sphacèle de cette région mais en sont la principale. La relation de ces deux affections est bien démontrée dans les deux observations que nous avons empruntées au mémoire de M. Parrot (obs. XIX-XX).

Quoi qu'il en soit, quand la gangrène doit se produire on observe des modifications importantes des ulcérations aphtheuses. De grises ou jaunâtres qu'elles étaient elles deviennent noirâtres. En même temps les parties périphériques s'indurent, se tuméfient, et elles sont le siège d'une douleur très-vive.

Une fois déclarée, elle envahit toute la région avec une rapidité effrayante. Les parties atteintes s'infiltrent, noircissent et tombent en putrilage, répandant une odeur extrêmement fétide.

Pour montrer ces désastreux effets nous ne pensons mieux faire que de citer encore M. Parrot.

« J'ai vu, dit-il, la destruction non-seulement de la vulve tout entière, les grandes lèvres comprises, mais encore celle d'une partie du pénis, du périnée, de l'anus, du rectum, de la peau voisine des fesses et du coccyx. Toutes les parties mortifiées sont noires comme si on les eût enduites d'encre et répandent une odeur fétide (1). »

Les petites malades périssent souvent, ce qui n'étonnera guère. Quand elles doivent guérir les eschares se détachent laissant à leur place une cavité énorme ; mais grâce à la vitalité si remarquable que présentent les enfants, cette vaste perte de substance se répare et la guérison une fois obtenue on est tout étonné de trouver les parties dans un état satisfaisant comme forme et fonctionnement des organes.

Après ce que nous venons de dire le pronostic peut se résumer en quelques mots.

Bien traitée l'affection est bénigne puisqu'elle n'arrive jamais au sphacèle. L'issue favorable est assez probable au bout de quelques jours d'un traitement approprié et suivi.

Quand la gangrène s'empare des parties malades, le pronostic est des plus sérieux, et ce que nous avons dit tout à l'heure n'est pas fait pour l'alléger.

Une seule complication peut survenir, ce sont les ulcérations faites par les ongles de l'enfant. On sait que la

_______

1. *Revue de médecine*, loc. cit. p. 180.

seconde période est cause d'un prurit très grand. Le traitement fait disparaître le plus souvent, et le prurit et les ulcérations traumatiques dont il est cause.

Pour finir disons que le pronostic dépend en majeure partie de la manière dont est traitée l'enfant.

# VIII

## TRAITEMENT

Hippocrate formulait ainsi le traitement de la vulvite aphtheuse :

« Si les parties génitales de l'enfant sont aphtheuses, piler des amandes et de la moelle de bœuf, faites cuire dans de l'eau, ajoutez un peu de farine ; oignez les parties génitales et faites des lotions avec de l'eau de baies de myrte » (*De la nature de la femme*, t. VII, p. 417, § 100. Trad. Littré, 1851).

Depuis, si l'on n'emploie plus les substances indiquées plus haut, la médication était restée antiphlogistique. Du reste on ne faisait pas le diagnostic de cette affection. On ne s'occupait du mal que lorsqu'il était arrivé à la période gangréneuse. Aussi est-ce contre la gangrène de la vulve que tous les efforts étaient dirigés.

Cependant il est un traitement préventif du sphacèle, dirigé contre les deux premières périodes de la maladie, simple en lui-même, applicable par tout le monde, le traitement par l'iodoforme. Ce topique est pour ainsi dire le spécifique de l'affection qui nous occupe. Il arrête l'évolution de la maladie qui ne dépasse que rarement la période ulcéreuse ; il ne permet pas au processus morbide d'amener le sphacèle des parties atteintes.

C'est **M.** le professeur Parrot qui, voyant l'inefficacité des remèdes qu'il employait et l'extrême gravité du mal qu'il ne parvenait pas à enrayer, a essayé cet agent chimique. Nous ne saurions mieux faire que, laisser la parole au savant clinicien et reproduire en entier la partie de son mémoire qui a trait au traitement. Voilà comment il s'exprime (1) :

« Au début de ma pratique à l'hospice des Enfants Assistés, et jusqu'en 1873, j'ai employé contre la vulvite aphtheuse, les moyens les plus recommandés et qui semblaient les plus rationnels, à savoir : les topiques émollients de toute sorte ; les cataplasmes à la fécule et à la farine de graine de lin, appliqués seuls ou après que les plaies avaient été soumises à l'action d'autres corps, les poudres toniques, détersives, absorbantes telles que le charbon de quinquina ; le vin aromatique et un grand nombre de préparations ayant pour base l'alcool ; le chlorate de potasse soit pur et en poudre, soit incorporé à des matières grasses ou à de la glycérine ; l'azotate d'argent en solution ou solide.

Eh bien ! en variant le mode d'emploi de ces moyens, en les combinant ou en les substituant les uns les autres, je n'ai que très rarement vu les ulcérations suivre une marche franchement régressive, et, sans exception, leur durée était plus longue que celle maintenant observée. De plus, il m'a été impossible chez quelques malades, de prévenir le sphacèle ou d'arrêter sa marche envahissante lorsqu'il s'était montré.

1. *Revue de méd.*, numéro du 10 mars 1881, p. 187.

Aujourd'hui, et depuis 1873, quelles que soient d'ailleurs les autres conditions au milieu desquelles se sont montrés et évoluent les aphthes et les ulcérations qui en sont la conséquence, ils guérissent toujours très vite et la gangrène vulvaire n'est plus connue dans les salles de l'infirmerie. Ces résultats si remarquables sont dus à un topique dont l'emploi est des plus faciles. Dès que le mal a été constaté, quelle que soit sa période, à l'aide d'un pinceau de blaireau préalablement chargé d'iodoforme, sans autre précaution, sans aucune détersion préalable, on couvre les parties d'une épaisse couche de cette poudre, puis on interpose entre elles un peu de charpie. — Le même pansement est renouvelé toutes les vingt-quatre heures, jusqu'à ce que la guérison soit complète, ce qui d'ordinaire ne se fait pas longtemps attendre. Il est bien rare que, après une seule application du topique, l'on ne constate pas déjà un mieux très sensible. Le premier changement, et celui qui frappe le plus, est une détersion des parties ulcérées. On dirait qu'elles ont été lavées avec le plus grand soin. Leurs bords s'affaissent, leur cavité semble comblée et lorsqu'elles sont peu étendues, on a de la peine à les reconnaître, car elles ont à peu près repris le niveau des parties voisines. Toutes ces modifications s'accomplissent avec une rapidité tout-à-fait surprenante ; et déterminent très vite la disparition des plaies vulvaires et périnéales. Mais dans cette région même, si la guérison est sensiblement plus lente, si parfois elle se fait attendre durant plusieurs semaines, le sphacèle massif ne s'y montre jamais. Et c'est déjà un énorme bénéfice pour la malade que d'avoir été mise par un moyen aussi simple, à l'abri de cette redoutable complication.

Cette médication, si sûre dans ses effets, est d'une application très facile. La personne la moins exercée à la pratique des pansements peut l'exécuter, car il suffit, pour en assurer le succès, que l'iodoforme couvre d'une couche uniforme toutes les parties malades. On n'a pas à craindre d'en mettre trop ; il est toujours facile de l'appliquer en quantité suffisante. Son contact n'est nullement douloureux, et, si les enfants crient quand on les panse, ce n'est pas le médicament qui en est la cause, mais la manœuvre qu'on est obligé de faire pour mettre en évidence les parties malades.

Loin d'être irritant, il détermine presque toujours une sédation si complète, que la démangeaison cesse dès les premiers pansements.

Avant d'employer l'iodoforme contre la vulvite aphtheuse, j'avais vu plus d'une fois la gangrène envahir les parties affectées et suivre une marche rapidement envahissante, en dépit des médications par lesquelles je cherchais à la combattre. Aujourd'hui je ne l'observe plus, s'il m'est impossible de dire comment l'iodoforme agit sur elle, il me semble que tout ce qui précède m'autorise à dire que son influence est très salutaire. »

Tel est le traitement local. Nous n'avons rien à ajouter. M. Parrot ne dit rien du traitement général qui doit être le complément de l'application du topique. Et pourtant l'état général du malade influe sur la marche de l'affection toute locale. Ainsi nous avons vu au chapitre étiologie que a rougeole était la cause principale des aphthes vulvaires, et qu'une mauvaise hygiène, un tempérament lymphatique, une constitution faible, n'étaient pas sans influence sur son développement. Ce sont autant d'états, autant de causes occasionnelles qu'il faut faire disparaître. On comprend aisément que les applications d'iodoforme auront encore plus d'efficacité sur un bon terrain. Toutes les tares pathologiques et constitutionnelles doivent être combattues avec soin.

Nous n'avons pas à faire ici le traitement des différentes maladies qui peuvent se rencontrer avec les aphthes vulvaires, chacune d'elles devra être combattue par des moyens appropriés. Mais il est une médication qui sera un adjuvant utile aux applications locales dans la plupart des cas, nous voulons parler de la médication tonique. M. le professeur Parrot à qui nous l'avons vu souvent employer surtout dans les cas où l'enfant présentait un état de faiblesse constitutionnelle en a tiré de très bons résultats. Il combine les préparations de quinquina à l'iode à des doses variant suivant l'âge des petits malades. C'est ainsi que de 2 à 4 ans, il donne par jour, à deux reprises une cuillerée à entremets de la mixture suivante :

| | |
|---|---|
| Sirop de quinquina . . . . . . . | 300 gr. |
| Teinture d'iode. . . . . . . . . ⎫ | ââ |
| Iodure de potassium. . . . . . . ⎭ | 3 gr. |

Pour des enfants plus âgés il porte à 6 grammes la quantité de teinture d'iode et à autant l'iodure de potassium pour la même quantité de sirop de quinquina. Et cela aux mêmes doses que précédemment.

Telle est la médication aussi simple que possible que M. Parrot oppose à la vulvite aphtheuse, et qui entre ses mains n'a jamais failli, depuis dix ans qu'il l'emploie à l'infirmerie de l'hospice des Enfants Assistés. Elle a donc fait ses preuves. Elle n'a qu'un petit inconvénient, l'odeur assez désagréable de l'iodoforme, mais qu'est-ce que cela contre les avantages sans nombre, qu'assure l'emploi de ce topique. Qui oserait ne pas l'employer pour ce petit désagrément lorsqu'avec lui on peut éviter à coup sûr la gangrène et les désastres qu'elle cause !

Si, ce qui est peu probable, malgré le traitement indiqué plus haut, la gangrène se maintient ce serait le cas où jamais d'employer le traitement tonique joint au traitement local. Nous n'avons pas à en parler ne faisant pas l'histoire du sphacèle de la vulve. Mais là encore l'iodoforme est un adjuvant des plus utiles aux cautérisations et autres moyens préconisés jusqu'à ce jour pour combattre cette redoutable maladie.

# IX

## CONCLUSIONS

1° La vulvite aphtheuse est une maladie bien caractérisée. Elle est spéciale aux petites filles de 2 à 5 ans. Rare
dans la clientèle, c'est surtout dans les hôpitaux qu'on
l'observe.

2° La rougeole est la principale cause de cette affection.
Elle fournit les deux tiers des cas.

3° La gangrène de la vulve a pour point de départ le
plus fréquent, la vulvite aphtheuse.

4° Le pronostic, défavorable avant l'emploi de l'iodoforme dans le traitement, est devenu aussi favorable que
possible depuis l'emploi de ce topique.

5° Le traitement consiste à saupoudrer de poudre d'iodoforme les parties malades et à les séparer avec des bour-
donnets de charpie. L'emploi des toniques à l'intérieur est
un adjuvant utile du traitement local.

Imprimerie A. DERENNE, Mayenne. — Paris, boulevard Saint-Michel, 52.